Nursing Today
ブックレット・18

◉目次

災害と性暴力

JN051034

NHKのテレビ番組「埋もれた声25年の真実〜災害時の性暴力」（2020年3月放映）は多くの人に衝撃を与えました。未曾有の人的・物的被害を受け、ピーク時には30万人を超える被災者が避難所生活をしていたときに、避難所で性暴力があったこと、加害者には避難所のリーダーや避難所住民がいたことなど、信じられない、信じたくない事実が明示されたからです。

加害者は「自分も大変なんだから、それくらいいいじゃないか」と罪の意識が薄く、被害者も「皆が大変なときだから、自分さえ我慢すれば……」と思い、また思わされてしまいます。一方、「災害時に性暴力など起こるはずはない」と現実を認めず、被害の訴えをデマ扱いする人もいます。

阪神・淡路大震災や東日本大震災から長い年月が経ち、その間にジェンダーに対する考え方は随分と進歩しました。次に来る大災害時にまた同じことを繰り返さないために、「あったことをなかったことにしない、させない」ために、いま私たちは何をすべきかを考えるときではないでしょうか。

（編集部）

東日本大震災における性暴力の実態
――東日本大震災女性支援ネットワークの調査報告書より

編集部

阪神・淡路大震災や東日本大震災など大規模災害が発生したことで、自宅を離れ避難生活を余儀なくされた人が多くいます。突然、家族・知人を亡くす、住むところがなくなる、財産や仕事を失うなど、生活が大きく変化し途方に暮れる状況の中で、性被害にあった女性や子どもがいたという現実は衝撃的でした。

東日本大震災女性支援ネットワークがまとめた『東日本大震災「災害・復興時における女性と子どもへの暴力」に関する調査報告書』[1]には、震災後すぐに避難所や避難先、街の中などで、女性や子どもたちへのドメスティック・バイオレンス（DV[*1]）や性暴力が起こったと記載されています。以下では、『調査報告書』第2章から、東日本大震災における性暴力に関する調査結果を一部抜粋して紹介します。『調査報告書』は東日本大震災女性支援ネットワークのホームページからダウンロードできるので、ぜひ全体をお読みください。

＊1　Domestic Violence

調査の概要

調査の方法

調査は、性被害を受けた女性や子どもが直接回答する心理的な影響を回避することを優先し、直接被害を目撃した人や被害を受けた人から相談を受けた人などに調査票を配布し、回答してもらう形で行いました。[*2] 調査票は女性や子どもへの暴力の防止や相談・支援の活動をしている団体・グループ等に配布を委託しました。配布数は約９００票、有効回答は82事例でした。

調査の内容

調査票は、東日本大震災に関連して発生した「女性と子どもへの暴力」について、選択肢と自由記述で回答する設問および、暴力の被害者・加害者および回答者の年齢・性別など基本的属性についての設問から構成されています。

「女性と子どもへの暴力」とは、身体的な暴力に限らず、痴漢・わいせつ行為や、同意のない性行為の強要、言葉の暴力、精神的暴力、生活費を入れないなどの経済的暴力などを含むこと、他人からの暴力だけではなく、配偶者や恋人など親密な関係における暴力も含むこととしました。また、東日本大震災の前からあった暴力が、震災によって悪化した場合も含めました（過去に暴力を受けた人が、震災の影響によって不安になったり体調を崩した場合などは除く）。

＊2　回答者は次の方たち：直接、被害を受けた女性や子どもから話を聞いた・相談を受けた方（子どもの場合は家族・親戚、友人、教師などからの話や相談を含む）／被害にあった女性・子どもの診察や診療にかかわった方／加害・被害の場に居合わせた方・目撃した方／ご自身が被害を受けた方（子どもの場合は保護者の方）。

「東日本大震災に関連」するとは、被害者または加害者が、震災の影響を受けたり、救援・支援や復興などの活動に携わる中で発生した被害を指すこと、仕事か用事で被災地を訪れた人の被害や加害も含むこととし、被害の場所は被災地に限定していません。

調査結果の概要

回答者（表1）

回答者82事例のうち、暴力の被害を受けた本人からの報告は2事例、回答者が被害の目撃者だったのは7事例でした。回答者が直接被害者から報告・相談を受けたのは69事例、被害を受けた子どもの母親や祖母など家族から報告・相談を受けたのは4事例でした。

表1　調査票の回答者（n=82）

調査票の回答者	人数
被害を受けた人	2
被害の目撃者	7
被害を受けた人から直接聞いた	69
被害を受けた人の家族から聞いた*	4

＊被害を受けた人が子どもで、自分自身では報告できない場合に限る。

加害・被害が生じた地域（表2）

報告された事例82件のうち、70件は震災の被害が大きかった東北3県での加害・被害についてでした（岩手県14件、宮城県29件、福島県27件）。残りの12件は、被害者および加害

表2　加害・被害が起きた地域（n=82）

都道府県名	件数
岩手県	14
宮城県	29
福島県	27
その他*	12

＊山形県、富山県、埼玉県、東京都など。

者が被災後に一時避難していた、あるいは移り住んだ地域での加害・被害でした。

被害者と加害者の年齢（表3）

被害を受けた82人の年齢の内訳は、5歳未満から60歳以上と広範囲にわたり、子ども（20歳未満）[*3]が11人含まれていました。また、年齢が「不明」と報告された事例が4件ありました。

加害者の年齢については、「不明」と報告された事例が22件ありましたが、報告された事例では、子どもから60歳以上まで幅広い年齢層にわたっていました。

被害者と加害者の性別

被害を受けた82人の性別の内訳は、女性・女子が77人、男性・男子が3人、性別不明は2件でした。子ども11人のうち、女子は7人、男子が2人、性別不明は2件でした。成人の被害者は、母親のパートナーから虐待された男性1人以外は、すべて女性でした。

加害者85人の性別の内訳は、男性が

表3　被害者と加害者の年齢（人）

	被害者（n=82）	加害者（n=85）
子ども（20歳未満）	11	4
20〜29歳	13	5
30〜39歳	24	15
40〜49歳	7	12
50〜59歳	13	17
60歳以上	10	10
不明	4	22

・同一加害者が複数に加害していた事例、1人の被害者が複数の加害者から暴力を受けた事例がある。
・複数の加害者がいる事例は、正確な人数が不明な場合が大部分で、その場合は最小値の2人とカウントした。これらを総合すると、少なくとも85人の加害者が把握された。
・被害者と加害者のいずれにも、報告された年齢は回答者によって推定された事例が含まれている。

＊3　調査当時の民法の成年年齢は20歳。

83人、女性が2人でした。

加害・被害が生じた時期（表4）

震災が生じた2011年3月11日以降、3月中の加害・被害が16件あり、発災直後から暴力がふるわれていたことがわかります。また、2011年4～6月の加害・被害は29件、7～9月の加害・被害は15件、10～12月は11件、それ以降の加害・被害の事例も少ないですが報告されています。

報告された加害・被害の概要（表5）

報告された82事例のうち、夫・交際相手による暴力（DV）に関する事例は45件でした。そのうち、「夫（現在の夫および元夫）」が加害をはたらいた事例は40件、「現在および過去の交際相手」による加害は5件ありました。

残りの37件は、夫・交際相手（元夫・元の交際相手を含む）以外の家族、避難所の住民、近所の人、職場の同僚などの知人や顔見知りの人、見知らぬ人などによる女性と子どもへの暴力や

表4　加害・被害が生じた時期（n=82）

時期	件数
2011年3月（11日～末日）	16
2011年4～6月	29
2011年7～9月	15
2011年10～12月	11
2012年1～3月	6
2012年4月以降	4
詳細不明（2011年中）	1

これらの件数は実際の加害・被害件数の推移ではなく、回答者に把握されて、報告された件数である。

ハラスメントでした。そのうち成人に対する暴力は26件、子どもに対する暴力は11件でした。

夫・交際相手による暴力（DV）に関する事例について、どのような暴力がふるわれたかを選択肢を示して回答してもらった結果、45事例のうち、身体的暴力が23件、言葉による暴力が38件、精神的・心理的暴力が30件報告されました。経済的な暴力はそれらよりはやや少なく18件でした。同意のない性交の強要（強姦・強姦未遂）は6件、ストーカー行為6件、身体的な接触のあるわいせつ行為やその他の性的な行為も数件報告されました。このように、夫・交際相手による暴力に関する事例の多くでは、身体的暴力、言葉による暴力、経済的暴力などの複数の種類の暴力がふるわれていました。

また、夫・交際相手からの暴力によるけがの有無を尋ねたところ、13事例において被害者がけが

表5　報告された暴力の概要（n=82）（複数回答）（件）

	DV (n=45)	DV以外 (n=37)
夫（現在の夫および元夫）による暴力	40	—
現在および過去の交際相手による暴力	5	—
強姦・強姦未遂など、同意のない性交の強要	—	10
その他のわいせつ行為、性的いやがらせ	—	19
家族によるその他の暴力（同意のない性交の強要、その他のわいせつ行為、性的いやがらせ以外の暴力）	—	4
近所の人・親戚からの暴力	—	4

・夫・交際相手による暴力を「DV」、それ以外の暴力を「DV以外」とした。
・本調査では、被害者から相談を受けた人（相談員など）による調査票への回答が多かったため、ふるわれた暴力のすべてを被害を受けた人が話していない場合や回答者が把握していない場合もあったと推察される。

をしたと報告されています。

被害者から見た加害者との関係（表6）

夫・交際相手による暴力（DV）に関する45事例（被害者45人）では、夫・交際相手のほかに義理の親などが加害に加わった事例もあり、加害者は合計で47人が報告されました。そのうち、被害を受けた女性の夫および元夫は40人、現在および過去の交際相手は5件（延べ5人）でした。その他の加害者は、家族（義理の家族、母親の交際相手を含む）が3人でした。

DV以外の女性と子どもへの暴力（37件）には、複数の加害者がかかわっていた事例もあり、合計48人の加害者が報告されています。被害者から見た加害者との関係は、家族9人、避難所の住人やリーダー19人、

表6　被害者から見た加害者との関係（複数回答）（人）

加害者	DV (n=47)	DV以外 (n=48)
夫、元夫	40	—
交際相手、過去の交際相手	4	—
家族（義理の家族、母親の交際相手を含む）	3	9
避難所住人やリーダー	—	19
震災支援者、ボランティア	—	6
震災対応をしている同僚、支援している相手など	—	5
友人、知人、顔見知りの人	—	3
見知らぬ人	—	6

加害者の人数は85人であるが（表3参照）、同一加害者が複数の被害者に暴力をふるった場合もあるので、加害者の延べ人数は95人であった。

震災支援者・ボランティア6人、震災対応をしている同僚、支援している相手5人、その他の顔見知り（友人・知人など）3人、見知らぬ人6人でした。

被害者・加害者の被災状況（表7）

被害者と加害者の被災状況は様々でした。被災状況の中で最も多かったのは、被害者・加害者ともに震災・津波・原子力発電所事故によって「住んでいた家に住めなくなった、壊れて安全でない家に住んでいた」であり、全体の半数を超えていました。

被害者においては、次いで「心身の健康を損なった」が多く、「ライフライン・交通・産業・公共施設などが震災の影響を受けた」「本人または家族が仕事をなくした」「家族や近所の人々と離れて暮らすことになった」などが続いています。

加害者の被災状況は、被害者と同様に「住んでいた家に住めなくなった、壊れて安全でない家に住んでいた」が半数を超え、次いで「本人または家族が仕事をなくした」「心身の健康を損なった」が続いています。

被害者・加害者のおよそ1割が、震災によって家族や親しい人を亡くしたか、行方不明になっていると報告されています。また、被害者・加害者ともに、かなりの人が、本人や家族が仕事・職場を失ったり、仕事・職場を変わらざるをえなかった経験をしていました。通っていた学校が閉鎖された児童・生徒・学生たちもいました。また、被害者・加害者ともに、震災前は一緒に住んでいなかった人と震災後に同居する経験をした人が少なくありませんでした。このような生活環境の変化や世帯構成の変化は、自由記述の回答でも頻繁に言及されています。

被害者・加害者の双方ともに大部分の人が直接に震災の影響を受けていましたが、震災の影響を直接には受けていない人、例えば、被災地に支援や仕事のために来た人、被災地に家族・親戚・知

表7　被害者・加害者それぞれの被災状況（複数回答）（件）

	被害者の状況	加害者の状況
住んでいた家に住めなくなった、壊れて安全でない家に住んでいた	51	44
家族や親しい人が亡くなった、または行方不明になっていた	9	8
心身の健康を損なった、または強い恐怖・不安・ストレスを感じていた	28	19
本人または家族が仕事をなくしたか仕事が変わった、または収入が減った	22	22
通っていた（または通う予定だった）学校・保育施設に通えなくなった	8	4
家族や近所の人々と離れて暮らすことになった	20	14
これまで一緒に住んでいなかった人と生活を共にすることになった	14	12
ライフライン・交通・産業・公共施設などが打撃を受け、生活に支障が出た	23	16
被災地には住んでいなかったが、被災地に家族・親戚・知人・友人・同僚がいた	3	4
被災しなかった、震災の影響を受けなかった	3	9
不明	3	12

人がいた人なども含まれていました。

被害者の被害当時の居住場所（表8）

被害を受けた人がその当時に住んでいた場所を**表8**にまとめました。夫・交際相手による暴力（DV）の事例では、夫・交際相手から暴力をふるわれたとき自宅（被災前と同じ住居か、または実家）に住んでいた人が最も多かったですが、震災後に避難した・転居した場所（避難所、仮設住宅、転居先、親戚・知人の家など）に住んでいた人たちも少なからずいました。DV以外の女性と子どもへの暴力の事例では、震災後に避難した・転居した場所に住んでいた人が多くなっています。

加害者の居住場所は不明だった事例が少なくありませんが、報告された範囲では自宅が最も多く、避難所、仮設住宅、その他（転居先、親戚・知人の家など）という順でした。

加害・被害の時期は、住む場所や居住形態（避難所や仮設住宅、あるいは個人宅への避難、震災による同居など）とも関係すると推察されます。

表8　被害にあった人の被害当時の居住場所（n=82）（件）

	DV（n=45）	DV以外（n=37）	計
自宅（被災前からの住居または実家）	27	7	34
避難所	7	19	26
仮設住宅	6	5	11
その他（転居先、親戚・知人の家など）	4	5	9
不明	1	1	2

暴力が主にふるわれた場所（表9）

暴力が主にふるわれた場所は、夫・交際相手による暴力（DV）の事例45件では、26件が主に自宅（被災前からの住居または実家）、18件は震災後に避難・転居した場所（例えば、避難所、仮設住宅、転居先、親戚・知人の家など）でした。

DV以外の女性と子どもへの暴力の事例37件では、避難所が19件、仮設住宅が3件、その他の転居先、親戚・知人の家などが4件でした。避難所のどこで暴力がふるわれたかの詳細について報告された事例数は限られますが、食事・休息・睡眠などの日常生活を送る場所や、お茶を飲んでおしゃべりできるサロンといった共有の空間が報告された事例が多くみられました。自宅および暗い場所や他者の目が届かないところで暴力がふるわれた事例は比較的少数でした。ただし、あくまで報告された事例の中では少なかったというだけで、自宅や他者の目が届かない場所での暴力は報告されづらく、表面化していない可能性もあります。

＊

表９　暴力が主にふるわれた場所（n=82）（件）

		DV（n=45）	DV以外（n=37）
自宅（被災前からの住居または実家）		26	5
震災後に避難・転居した場所	避難所	8	19
	仮設住宅	3	3
	その他（転居先、親戚・知人の家など）	7	4
その他（車、路上、ボランティア活動の場など）		—	6
不明		1	—

ここに記載した内容は、『東日本大震災「災害・復興時における女性と子どもへの暴力」に関する調査報告書』の中のほんの一部です。東日本大震災女性支援ネットワークのホームページには、「今回の調査は、数の調査でなく質の調査として、被災地における女性や子どもへの暴力の実態を明らかにし、今後各地で予測される災害時の暴力防止に向けての取り組みに活かしていける貴重なものです。被害者が安心して相談できる場所はもちろん、加害者と離れた地域で安心して暮らすことができるように住宅の提供や経済的支援などの制度についても整えていく必要があります。防災は日常から始まります。女性が暴力に苦しむことのない社会を築いていけるよう、この調査報告書をお役立て頂ければ幸いです。」と記載されています。

阪神・淡路大震災でも性暴力の問題は指摘されていましたが、有効な対策がとられることなく、東日本大震災でも同じことが起こってしまいました。近い将来に予測されている首都直下地震や南海地震等の大規模災害時に再び同じ過ちを繰り返さないために、災害時の性被害について多くの人が認識し、対策を講じる必要があるでしょう。

〈引用文献〉

1　東日本大震災女性支援ネットワーク：東日本大震災「災害・復興時における女性と子どもへの暴力」に関する調査報告書、東日本大震災女性支援ネットワーク・調査チーム報告書Ⅱ（２０１５年1月改定ウェブ版）．http://risetogetherjp.org/?p=4879

災害とメディア

――なぜ阪神・淡路大震災で性暴力被害はデマとされたのか

小川 たまか
おがわ・たまか◉ライター

2017年秋に世界的なムーブメントとなった「#MeToo」に、虚偽告発やハニートラップのイメージをつけようと躍起になった人たちがいたように、いつの時代も性暴力の告発は意地悪く粘着質に疑われてきました。

その疑いや揶揄《からか》いの眼差しは当事者を傷つけ、支援者らの活動を妨げるものに他なりません。眼差しを向けられた側は、抗議や反論はもちろん、それを無視することにさえ多大な労力を必要とします。阪神・淡路大震災の翌年に掲載された1本の記事とこれによる影響がわかりやすくそれを示しています。

その記事のタイトルは「新聞もテレビも週刊誌も踊った――被災地神戸「レイプ多発」伝説の作られ方」。筆者はフリーライターの女性、Y氏。文藝春秋社が当時発刊していたオピニオン雑誌『諸君!』1996年8月号に掲載されました。

女性の外見についての執拗な描写

まず記事の内容をかいつまんで紹介します。1995年1月17日に発生した阪神・淡路大震災後に被災地でレイプが多発したという話を聞いたY氏は、現地に入り取材を開始します。そこで新聞や雑誌などで取り上げられた「レイプ事件の具体的事実の情報源は、たったひとりの人物」だと気づいたことを書き、一人の女性の実名をあげています。[*1] 女性は、震災の1ヶ月後から個人でビラを配り、電話カウンセリングの活動を行っていました。彼女が取材で繰り返し語った話を情報源に「レイプ多発」報道が繰り返された、とY氏は書きます。

そして、この年の県警による認知件数が増えていないこと、「性暴力を許さない女の会」など関西圏の女性団体や「犯罪被害者相談室」などにレイプの相談が寄せられていないこと、あるいは一つの回線で4ヶ月に1635件の相談を受けるのは「物理的に無理」とNTTが説明した……という理由などから、女性の証言だけを鵜呑みにしたマスコミによる虚報だと印象づけていくのです。

一読して感じるのは、登場する女性たちへの悪意ある描写です。槍玉にあげられた女性(以下、Hさん)はタイトル下にその顔写真を使われたうえで、「三十六歳。ふっくらとした身体つきでミニのスカートをはき、化粧も伸ばした爪のマニキュアも凝ったものだった。やわらかな甘えるような声の持ち主である」と描写されています。

Hさんと当時連絡をとっていた「ウィメンズネットこうべ」の代表・正井禮子さんについては、

＊1　この記事が再録された『物語の海、揺れる島』(小学館、1997)の中では実名は伏せられ、「Hさん」とされている。

市議選に立候補して落選した過去に触れた後で、「耳のあたりで切り落とした髪。化粧をせず、薄茶色のトレーナーとジーンズの姿を、私は数ヶ月前に取材したリブ運動の同窓会のような集会でも見かけたことを思い出した」と書いています。正井さんが登場する見出しのタイトルは「無自覚なフェミニストたち」。女性たちを取り巻く暴力の状況を訴えたかったフェミニストにとって、Hさんの話は「『干天の慈雨』のごとく」だったのだ、とさえ綴っています。

Y氏は、この記事の中で結局のところ、Hさんが強姦の相談を受けたことが虚偽だったという決定的な証拠をつかんではいません。すべてが、疑わしいと思われる状況の羅列です。

核心について説得力が欠ける点をHさんや正井さんらに対しての女性嫌悪（ミソジニー）さえ感じる描写で補おうとしたのであれば、その試みは成功したのでしょう。今よりもさらに男性社会だったマスコミの編集者や記者への働きかけとして。Y氏の記事は、「編集者が選ぶ雑誌ジャーナリズム賞」（第3回／1997年）の作品賞に選ばれています。

記事内の見逃せない矛盾点

細かく見れば、記事への疑問点はいくつもあります。Y氏は、Hさんが電話相談時につけていたカウンセリング用のノートを実際に見たといいます。

「私も最初に会ったときに二冊見た。これで全部？と聞くと、あとは知人に貸しているとのことだった。高校生が使うようなファンシーノートに、すべて○○本人の整った文字でびっしりと相談内容とそれに対する回答が書き込まれていた。その文字を眺めるうち、私は相談内容の真偽よりも、彼女自身の人生について聞いてみたくなっていた……。」[*2]

普通に考えて、ノートがファンシーであること以上に気になるのは、その中にレイプ被害相談についての記述があるかどうかでしょう。しかし記事ではその有無については触れられず、突如として「相談内容の真偽よりも……」とHさんの個人的な過去の話に関心が寄せられていきます。

また、こんな記述もあります。

「一方、女性と暴力の問題に詳しい地元神戸の弁護士○○は「被害者はたいてい警察にあなたのためにならないからやめておきなさいって言われる」と、反論する。だが、○○自身は強姦事件を担当したことは一度もない。[*3]」

それではなぜ、Y氏は強姦事件を担当したことのない弁護士にわざわざ取材し、その発言を引用するのでしょう。女性支援に取り組む女性に「信用ならない」というイメージをつけるためではないのでしょうか。また、事件化しない性暴力のほうが多いのだから、支援に携わる弁護士が「強姦事件を担当したことは一度もない」というのは、「性暴力の被害者からの話を聞いたことがない」とイコールではないはずです。

＊2　○○は『諸君！』原文ではHさんの実名。ちなみに記事の中で正井さんらは「正井」などと姓で書かれているのに対し、Hさんだけはなぜか繰り返しファーストネームで書かれている。

＊3　○○は『諸君！』原文では女性弁護士の実名。

「物語」を作り上げたのは誰なのか

実はこの記事の問題点は、記事掲載の翌年の時点ですでに細かく指摘されています。「強姦被害をなかったことにするY[*4]「作られた伝説――神戸レイプ多発報道の背景」の取材モラル」（「週刊金曜日」1997年6月27日号）、執筆者はY氏の記事にも登場した「性暴力を許さない女の会」の代表・栗原洋子さんです。

レイプ報道の情報源がHさんだけだったかのように書くY氏の記事について、栗原さんはこう書いています。

「しかし、情報源はHさんだけではないことはYさんも承知しているはずだ。たとえば、報道記事のひとつとして彼女があげている『週刊文春』には「性を語る会」（北沢杏子代表）が被災地で開いた座談会で報告されたいくつもの被害事実が書かれている。しかし、不可解にもそこに取材した様子はない。私たちの会にもたった一回、九六年五月二八日に電話取材があったきりで「震災後のレイプの相談はゼロ」と記載されている。しかし、私たちの会にはそれ以降震災がらみのレイプの相談が入ってきている。随分とずさんな取材、しかも全国にネットワークを持った「性を語る会」を避け、ネットワークを持たない個人のHさんに「計二回、のべ六時間以上にわたって」取材したというのは、どう考えてもおかしい。」

また、それだけの数の相談を受けるのは「物理的に無理」という点については、1日1本の電話で

＊4　記事内で「Y」は実名。

28件を受け付けていたケースもあり、4ヶ月で1635件（1日に換算すると十数件）が不可能であるわけがないと断じています。

Y氏の記事は、一般的な読者にレイプ報道は虚偽かもしれないと思わせるだけの力があります。記事の中で「ほかに電話相談を設けたところでは震災後どのくらいのレイプにかかわる相談を受けたのか。思いつくところに問い合わせた」と書き、その後複数の団体の名を上げているY氏が、「性を語る会」には取材していない事実を看破できる読者はそういないでしょう。

「4ヶ月で1635件」にしても、日数で割れば栗原氏の指摘するように1日で十数件であるのに、Y氏は「その背後には受けることのできなかった、数倍のコールがあるはず」「1日数十本もの電話がひとつの回線に集中すれば」と強調しています。

Y氏は、Hさんやフェミニストが自分たちに都合よく「レイプ多発」の「物語」を作り上げたかのように書いています。しかし現在から振り返ると、Y氏こそ、自分の書いた筋書きに都合よくHさんやフェミニストの言動を当てはめ、そこから外れるものは省いたようにみえるのです。

Y氏はこの記事以外でも、AV女優やオウム真理教の女性信者に取材した記事[*5]でフェミニストに懐疑的な視線を投げかけています。

＊5　「光の町のAV女優」「フェミニズムは何も答えてくれなかった〈オウムの女性信者たち〉」、いずれも『物語の海、揺れる島』所収。

2018年にも検証記事が

2018年になり再度、記事を検証する記事が掲載されています。「作家・Y氏の〝否定〟の文脈と女たちの闘い　阪神大震災で疑われた性暴力被害」（「週刊金曜日」2018年1月26日）、執筆者は朝日新聞出身のフリージャーナリスト・林美子さん。林さんは「性を語る会」の北沢杏子さんに取材して実際に性被害の相談があった事実を聞いているほか、当時実際に性被害の相談を受けた人たちの証言を過去の文献から引用しています。

林さんがY氏に取材を申し込んだところ、メールで次のような回答があったのだといいます。

「あの記事は被災地における性被害を否定したものではありません。複数のメディアが根拠としたHさんの電話相談の内容が疑わしいものであったことを指摘したものです。その根拠は、Hさんご自身が認められたこと、また警察などの客観的データでも『震災後に性被害が多発した』という裏付けはなかったことです。」

Hさんが認めたというのは、Y氏の度重なる問いかけに「あなたがそう思うなら自由に書いてもらっていいですよ」と答えたことでしょう。しかし電話の件数や相談開始時期についてしつこく疑いをかけ続けられたHさんが、その結果こう答えたことを「自白」のように受け取るのはどうなのでしょうか。

また、「警察などの客観的データ」といいますが、Y氏自身が記事の中にこう書いています。

＊6　記事内で「Y」は実名。

「私は強姦事件がまったくなかったと言っているわけではない。神戸市内のある産婦人科医から「毎年夏はレイプ被害の患者さんが来るけれど、震災の年にも十人の被害者を診察した。例年に比べれば二割多い」との証言を得た。ほかにも警察や電話相談に声を出さない被害者はかなりの数いるだろう。」

性被害について警察の認知件数が実態とかけ離れていることは、改めてここで書くまでもないでしょう。また、2000年の刑事訴訟法改正により廃止されましたが、この当時は強姦や強制わいせつの告訴期間が6ヶ月でした。つまり、被害にあってから半年以内に届け出なければならなかったのです。震災後の混乱期に、半年以内に被害の届け出をできた人がどれだけいたでしょうか。

デマと実態の距離

さらにこうも思うのです。林さんが北沢さんや正井さんから聞き取った中には、下記のような被害がありました。

「別居中のDV夫と避難所で再会してしまい、世帯ごとに仕切られた段ボールの中で、ハサミでつつかれセックスを強制された。」

「住んでいる仮設住宅が商店街から遠いため、買い物を頼んでいた男性から襲われたと、震災翌年の女性だけの小さな集会で、乳児を連れたシングルマザーが訴えた。」

一つ目は配偶者からのレイプ、もう一つは顔見知りの相手からの対価型の性暴力です。しかし「性暴力は見知らぬ相手から暗い夜道で襲われることだ」といった「強姦神話」による思い込みが今よりも強かった時代で、配偶者や顔見知りからの性被害の申告が、どれだけまともに扱われたでしょう。被害者ですら「このぐらいのこと我慢しなければいけない」と思わされていたのではないでしょうか。

『流言兵庫――阪神大震災で乱れ飛んだ噂の検証』（ニューズワーク阪神大震災取材チーム／碩文社、1995）の中には、被災地でレイプの噂が飛び交い、それは「ボランティアに来た女子大生が被災者からレイプされた」といった内容だったことが記されています。それが多くの人が思い描く「あってはならないレイプ」であり、これが「別居中のDV夫から」「買い物を頼んでいた男性にそれと引き換えに」といった内容であったなら、噂にはならなかったのではないでしょうか。

『流言兵庫』に記されているように、震災時には様々なデマが流れます。その中にはレイプに関するデマもあったでしょう。しかし、本来必要な検証は、「デマになりやすい、人々のイメージの中にあるレイプ」と、「実際に起こり、そして埋もれたレイプ被害」の実態の差異ではないでしょうか。それこそY氏のようなジャーナリストが伝えるべきではなかったのかと思うのです。

NHKが「埋もれた声　25年の真実～災害時の性暴力」を放送

特筆しなければならないのは、2018年になっても再検証記事が必要だった点です。正井さんは2021年発行の書籍『わたしは黙らない――性暴力をなくす30の視点』（合同出版編集部 編）の中で、Y氏の記事による影響かは不明としながらも、「その後、新聞やテレビは被災地での性暴力をまったく報道しなくなりました」と書いています。彼女らはこの報道の後、沈黙を余儀なくされました。

また正井さんは同書の中で、アメリカでは1990年の時点で災害時に女性への暴力が増えることが報告されていたのに、災害大国である日本でそのような知見が活かされなかったことを書いています。そして、東日本大震災で、今度こそデマだと言われないために徹底した実態調査を行ったことや、2020年3月にNHKが阪神・淡路大震災後の性暴力についての番組「埋もれた声 25年の真実～災害時の性暴力」を放送したことをあげています。「25年前のバッシングで受けた心の傷が癒やされるのを感じています」という記述には、彼女の味わった辛酸が込められています。

＊

もう一度、女性嫌悪（ミソジニー）という言葉を使います。ミソジニーは男性だけでなく女性も内面化します。ミソジニーをそのまま表現する女性は、男性社会の中で受け入れられやすいことは、これまでも指摘されています。「女性はいくらでも嘘をつきますから」と言った女性政治家が総務大臣政務官に登用される社会に、今も私たちは生きています。

私はこのような社会を次世代に残したくありません。だからこそ、これからも記事を書いていきます。

災害・パンデミックにおける性暴力被害への対応

——性暴力対応看護師（SANE）の立場から

ながえ・みよこ◉日本福祉大学看護学部 教授／性暴力対応看護師（SANE）

長江 美代子

津波、ハリケーン、地震、洪水などの自然災害にさらされると、親密なパートナーからの暴力（以下、DV[*1]）、性暴力、性虐待といったジェンダーに基づく暴力が増加することは、WHO（世界保健機関）をはじめ多くの関連機関が指摘しています[1-3]。

欧米では、災害およびパンデミックの救援現場には、DV・性暴力対応について専門のトレーニングを受けた性暴力対応看護師SANE[*2]（セイン）やFN[*3]（フォレンジックナース）が、DMAT[*4]などの災害派遣医療チームに必ず配置されています。2005年の大型ハリケーン・カトリーナ以後、災害時のDVは注目されるようになり、ガイドライン[4]が出されました。2019年末からのCOVID-19によるパンデミック禍では、屋内退避を余儀なくされたことでDVが増悪しました。性暴力被害者に特化したケアやリソースへのアクセスは大きな影響を受け、それに沿ったパンデミック対応のガイドラインが提案されています[5]。

＊1　Domestic Violence
＊2　Sexual Assault Nurse Examiner
＊3　Forensic Nurse
＊4　Disaster Medical Assistance Team

わが国においても、阪神・淡路大震災後の数々の災害や、２０２０年からのCOVID-19のパンデミックを経験しています。災害・パンデミック時の子どもや女性を狙った性犯罪やＤＶが報告されているにもかかわらず[2]、ＤＶや性暴力への対応は、体制として整備されていません。被災後のこころのケアの必要性、特に子どもたちの心の傷つきは早い時期に社会に認識され、心的外傷後ストレス障害（以下、ＰＴＳＤ[*5]）の予防・治療・回復への支援体制がとられるようになっています。

しかしながら、被害者の半数以上がＰＴＳＤを発症すると言われている性暴力については、ほとんど目が向けられていません。筆者が支援活動をしている性暴力救援センター日赤なごや なごみ（以下、「なごみ」）の利用者の２０１９年の統計データを、COVID-19の影響を受けた２０２０年と比較してみると、親族から被害を受けた来所者のうち、大学生以下の年齢が占める割合は、26・3パーセントから43・2パーセントへと増加していました。ステイホームで、大人に依存する逃げ場所のない弱い立場の子どもたちは、我慢の限界に達して助けを求めてきたのだと思われました。性暴力被害の約半数にＤＶが関連しています。ＤＶ・性暴力・子ども虐待は複雑に絡み合って起こっているため、災害時か否かにかかわらず、常に一本化した窓口での対応が必要です。

ＳＡＮＥはこのような暴力被害対応において重要な役割を担っています。国際フォレンジック看護学会（ＩＡＦＮ[*6]）ではＳＡＮＥの役割として、被害者の医学的フォレンジック検査にかかわり、身体的・精神的アセスメント、記録と写真、証拠採取と保管、情緒的・社会的サポート、資源の提供などをあげています。

＊5　Post Traumatic Stress Disorder
＊6　International Association of Forensic Nursing

本稿では、日本における性暴力被害の現状と基本的な性暴力被害者対応の概要を示したうえで、災害・パンデミックに特化した性暴力被害者の急性期対応について、ＳＡＮＥの視点で述べます。

性暴力被害の現状と基本的な性暴力被害者対応の概要

誰にも言えない性暴力被害

性暴力被害は、被害にあってもすぐに誰かに助けを求めにくいのが現状です。被害にあったらどうするかという問いに対して、女性の多くは年齢にかかわらず「お墓までもっていく」と答えます。男性で多いのは、「男だから被害にあうことはない」というものです。

「なごみ」に来所した被害者のうち、被害後72時間（緊急避妊ピルによる妊娠予防が可能）以内に来所できたのは約半数です。ほとんどの人が、性暴力被害直後には「なかったことにしたい」と考え、実際にそのようにできると期待します。「恥ずかしい」「家族にはとても言えない」「警察に行ったらみんなに知られてしまう」「自分さえ我慢すれば」「そのうち忘れる」「信じてもらえないかもしれない」等々の思いでためらっているうちに、時が過ぎていきます。しかし悪夢、被害場面のフラッシュバック、腹痛など心身の急性ストレス症状に悩まされ、ようやく助けを求める行動に出ます。それでもそのまま支援につながらず、ＰＴＳＤへと移行し、ＰＴＳＤという自覚がないまま社会生活が困難になっている人も少なくありません。

性暴力被害というと、多くは見知らぬ人からの被害をイメージするのですが、実際には顔見知りの犯行が全体の8割を占め、その約3割が実父や兄からの被害であり、被害は幼少期から家庭内で長期間繰り返されています。DV家庭であることも多く、その場合、親は子どもを護り助ける存在ではあり得ません。

このように子ども虐待・性暴力・DVが複雑に絡み合って起こっており、「誰にも言えない」状況をいっそう深刻にしています。前述のように、災害・パンデミック禍では、DVや性暴力被害の増悪が報告されていますが、より「誰にも言えない」状況であるのは容易に推察できます。

性犯罪・性暴力被害者のためのワンストップ支援センターの概要

性暴力にあった、あるいは繰り返し被害にあっている当事者が、自ら警察に行き、医療機関を受診し、被害を訴えるために弁護士事務所に相談に行くということは難しく、性暴力被害者救援では、必要な支援を1か所で届けるワンストップシステムであることが必須です。被害直後は医療、行政（警察、児童相談所）、法関連の支援が最低限必要であり、急性期から中長期に向けては、福祉関連機関や民間（個人、団体、ボランティアなど）と連携して支援をつないでいくことが重要です（**図1**）[6]。

現在、性犯罪・性暴力被害者のためのワンストップ支援センターは各都道府県に1か所設置され、国の施策として国内60か所を目指し拡充が進められています。形態としては、「病院拠点型」「相談センター拠点型」「相談センター連携型」などがあり、地域の特性に合わせて設置・運営されています[7]。

提供する支援の流れを**図2**に示しました。初動で重要なのは、被害者に寄り添い、トラウマに配慮した心理的ケアをしながら身体的アセスメントを行い、妊娠を含めた医療的処置を提供すること

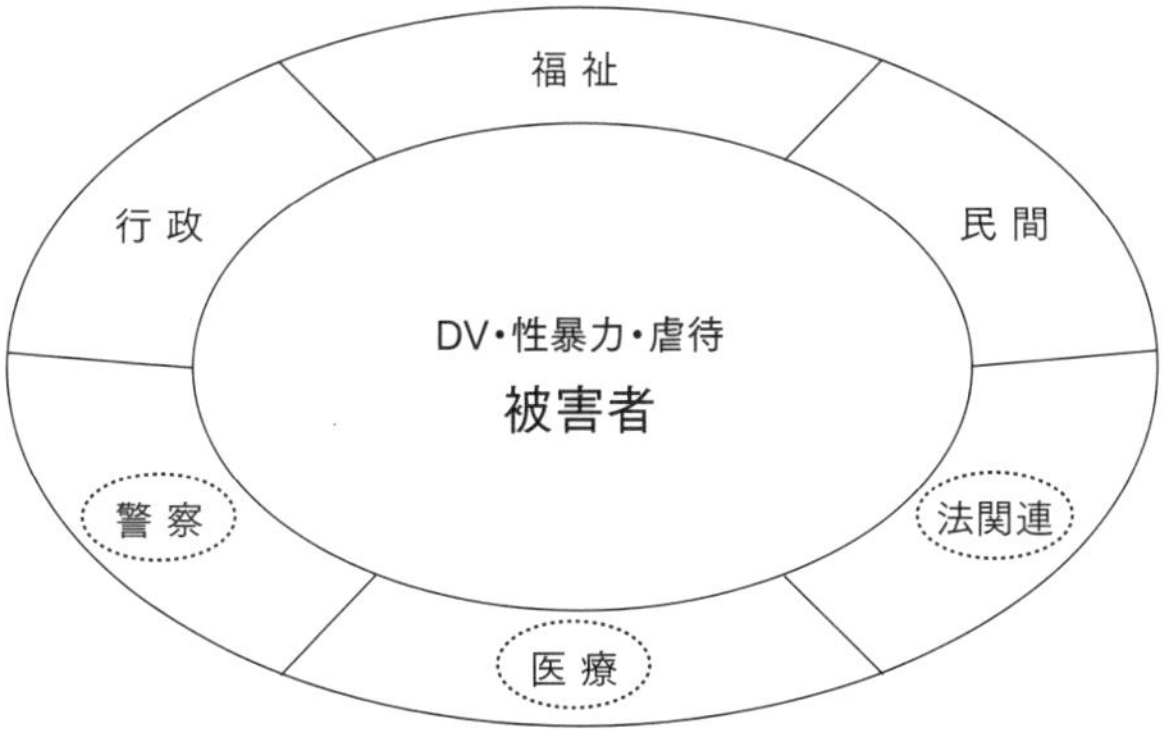

図1　性暴力被害者に必要な支援

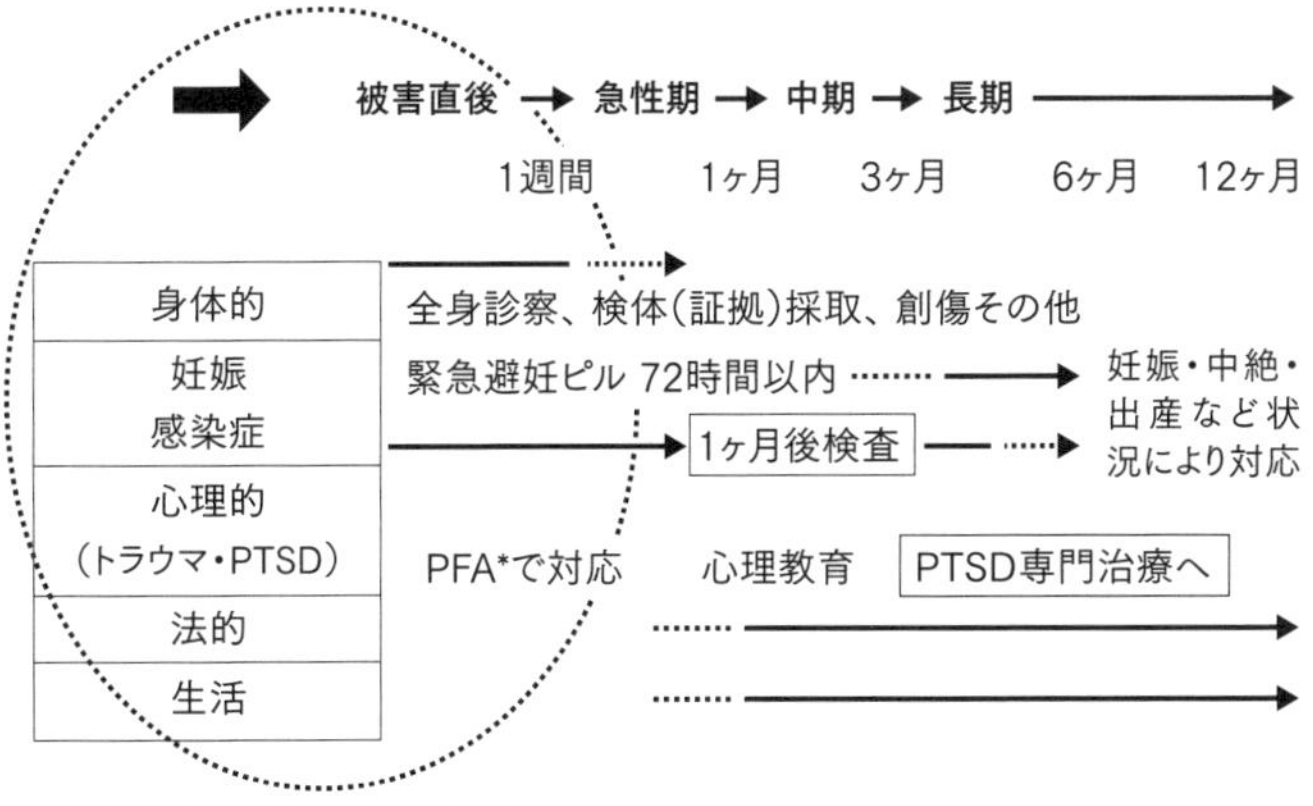

＊PFA：サイコロジカル・ファーストエイド

図2　性暴力被害者支援の流れ

です。混乱している被害者に診察と証拠採取の同意を確認するのは簡単ではありません。トレーニングを受けたＳＡＮＥの知識と技術と真摯な対応が要求されます。被害直後の緊急対応が落ち着いたところで、感染症検査の時期を相談し、法的支援や生活支援につなぎます。初回の対応のみで終わってしまわないように、再度の来所を具体的に設定して、確実にフォローアップしていきます。

以下に「なごみ」の急性期対応の例を紹介しますので、イメージしてみてください。

病院拠点型ワンストップ支援センター「なごみ」の急性期対応

被害者から「なごみ」に直接連絡があったときは来所を促し、産婦人科に事前に連絡を入れます。男性被害者の場合は泌尿器科医師に相談します。妊娠可能な被害者で、被害発生から72時間以内の場合は、緊急避妊ピルの説明とともに、今すぐの来所を促します。

来所後は、ＳＡＮＥが本人のペースに合わせて状況を聞きます。被害による無力感に配慮しつつ、診察や感染症、「なごみ」でできること、警察への相談や公費負担についてなどを説明したうえで、本人の意思を優先し、エンパワメントしながら診察や証拠採取の同意を確認します。警察の同行で来所された場合は、腟内以外の証拠は警察で採取しているので、病院では内診して証拠採取を行います。ほとんどの被害者は、罪悪感、恥、怒り、自責感をもっているため、必ず「あなたは悪くない」と伝えます。

性暴力被害直後の被害に関する情報収集、特に証拠採取は避けられないとはいえ、フラッシュバック、過覚醒、解離症状などを誘発し、トラウマ再発のリスクを伴います。被害直後の危機介入では、面接や証拠採取を含む身体検査など被害後の急性期介入を通じて、これらのリスクを最小限にするよう細心の配慮をします[6]。

心理的応急処置と言われるサイコロジカル・ファーストエイド（以下、PFA[*7]）は、災害・パンデミックに推奨される危機介入の基本です。二次被害を避け、人びとのニーズを把握する方法として、「見る、聞く、つなぐ」を活動の三原則としています[8]。具体的には、以下のような対応を基本にします。

- 控えめな態度で寄り添い、会話する。
- 安全を確保し、心身ともに安心感をもてるように配慮し、支援する。
- 適切に介入するため、今必要なもの、懸念されること、などを被害者の立場に立って情報収集し、具体的な援助を計画し、実行する。
- 社会的なリソースや支援体制に確実につなぐ。
- ストレス対処に役立つ情報を提供する。
- その後の継続した支援のための窓口に紹介し、引き継ぐ。

子どもの場合も基本的に対応は同じですが、子どもは口止めされていることがほとんどで、大人の反応を見て被害を否定したり、貝のように口を閉ざしてしまったりします。専門家による司法面

＊7　Psychological First Aid

接を念頭におき、最低限の質問にとどめます。被害が子どもの場合の「なごみ」へのコンタクトは、直接子どもや親からの電話、親や学校から連絡を受けた児童相談所や警察からの連絡、児童相談所からの診察依頼などのパターンがあります。

災害・パンデミック禍での性暴力

実際に被災地で救援にあたったSANEたちへのグループインタビューでは、以下のような現状が浮かび上がってきました。

災害時の性暴力に関する認識

・支援者も被災者も性暴力に対する視点はなく、「こんなときにそんなことをするはずがない」という意識が前提になっていた。SANE研修を受けるまでは自分たちもそうだった。
・実際には、被災現場で性暴力被害は起こっており、被災者だけでなく救援にあたった支援者も少なからず被害を受けていたことを知り、「あんな状態でも性加害する人がいたんだ」と思った。
・振り返ってみれば、救援現場では、避難所も含めて支援者自身が身に危険を感じるような状況にあり、被害にあっても不思議はなかった。
・被害にあっても、「こんなときに……」と思って言えない。支援のために被災地に来ているのならなおさら言えないだろう。

・混沌とした状況の中で、「そのくらいのこと……」、とか「妊娠させなければ……」という言動もあった。目撃してもどうしたらいいかわからないので、見て見ぬふりだったのではないか。

災害救援現場の環境

・救護スタッフは主に男性なので、女性の視点が反映されていなかった。

・トイレは被害の最も危険エリアなので、最低限男女別にして、常に監視が必要だと感じた。

・避難所ではプライバシー保護のため仕切りができて護られているかに見えたが、実際には薄暗くて声がかけにくかった。中で何か起こっても声を上げられるだろうかと懸念した。

災害・パンデミックでの性暴力被害者支援体制

SANEのインタビューに見られるような性暴力に関する認識は、災害やパンデミック時の性暴力対応に関する社会的脆弱性を示しています。個人のレベルと社会のレベルの両方から、性暴力を未然に防ぎ対応することができるシステムの構築に取り組むことが大前提といえます。そのような活動と並行して、効果的な支援体制を整え、現場で活動する救援チームの性暴力被害に対する理解を深め、性暴力被害に対する具体的な支援を示すガイドラインが必要です。

災害・パンデミックになって人々がおかれる状況は個々に異なりますし、体制や対応についても国や地域によって差があります。被災に備える日頃の準備、渦中での対応、その後の支援というように、前・急性期・中長期へと継続してつなげていくことが支援体制の基本になるという点では共通しています。２００８年に作成され、日本語にも訳されているガイドライン[4]を参考に、災害・パンデミックにおける性暴力被害者支援と支援体制について、救援チームの中でのＳＡＮＥの役割に焦点を当てて、応用できるものとして以下に示しました。

災害・パンデミックに備える

災害・パンデミック時の性暴力対応のためには、関係する組織やシステム、例えば救援窓口、被害者ケアとフォローアップ、犯人の捜査、逮捕などの最低限の機能を提供できるようにし、周知しておく必要があります。

- 災害・パンデミック時の性暴力に関する普遍的な教育、予防メッセージとプログラムの開発・実施
- ホットライン設置と、遠隔地で対応する組織とつながり連携するシステムや支援サイトの立ち上げ
- 性暴力に関する情報、予防、被害時の対処法などを記載した簡潔なチラシとポスターの作成

・専門のトレーニングを受けた性暴力対応スタッフ（医師、看護師、警察）を組み込んだ救援チームを構成し、定期的なトレーニングを実施
・すべての災害・パンデミックの管理および対応手順についてマニュアルを作成（医療トリアージに性暴力被害の質問を加える、被害の通報を困難にする状況のリストなど）

災害・パンデミック時の対応

性暴力被害の急性期対応の内容について前述しましたが、災害・パンデミック時であっても必要な内容は変わりません。どのようにして被害者にアウトリーチし、これらの支援を届けるかが課題です。災害とパンデミックではおかれる状況が異なるので、それぞれについて記します。

●災害時の対応

通常、性暴力加害者の8割は顔見知りですが、米国の調査によると、災害時では、そうでないときと比較して、見知らぬ人からの性暴力被害が3倍ほど増加します。残念ながら日本における性暴力被害状況について、災害時とそうでない期間のデータの比較は報告されていません。災害時における性暴力被害対応は、被災地における見知らぬ人からの被害に対する、発生予防の環境調整と被害発生時の急性期対応に焦点を当てたガイドラインが必要です。

災害時にはＤＭＡＴが派遣され、48時間以内に現場での活動を開始します。このＤＭＡＴにＳＡ

ＲＴ[＊8]と呼ばれる性暴力対応チームを組み込むことを提言します。ＳＡＲＴの基本的な構成メンバーは、性暴力対応に関して専門のトレーニングを受けた医師、看護師（ＳＡＮＥやＦＮ）、警察、児童相談所、検察です。状況に合わせてメンタルヘルスやアドボケイトなどが組み込まれます。米国では１９７０年代からＳＡＮＥの活動が始まり、ＳＡＮＥを含んだＳＡＲＴは救急医療での性暴力対応チームとして発展してきました[9・10]。性暴力被害緊急対応に必要な物品がセットされたＳＡＲＴキットの活用も定着しています。

災害により、被災地の社会的機能は性暴力被害に対応する資源を含めて停止し、混乱状態となります。**図1**と**図2**の点線で囲まれた内容（被害直後から急性期の医療、警察、法関連支援）が、性暴力被害直後に提供するべき必須の支援と対応です。急性期対応を確実にして、フォローアップを設定し、病院拠点型ワンストップ支援センターなど、その後の中長期のケアが得られる場所につなぎます。

災害時のＳＡＲＴには、以下のような性暴力対応の具体的なアプローチを積極的に提案する役割があります。

- 避難所の安全なスペースの確保
- 性暴力加害を助長する可能性がある場所の閉鎖
- 監視装置やセキュリティ要員の使用と配置
- 避難者同士でできる安全確保の指導

＊8　Sexual Assault Response Team

・急性期対応後のトラウマケアとしての安全な場所づくりとカウンセリング
・被害後のケアにつなぐために必要な相談窓口の設定

●パンデミック時の対応

Munro-Kramerらは、COVID-19禍における、性暴力被害に特化した医学的フォレンジック診察（以下、ＭＦＥ）[*9]の実施件数について調査し、明らかなパターンがあることを報告しました[5]。屋内退避令が出たとき、ＤＶについてはホテルなどがシェルターとして提供されたのですが、ＭＦＥが実施できる場所は病院内に限られてしまいました。米国ミシガン州の病院では、都市封鎖となった２０２０年４月にはＭＦＥは過去最低数の０件となりましたが、その翌月には過去最高に跳ね上がりました。屋内退避令が出たときも同様の状況が報告されたことから、性暴力被害については、このようなリバウンドに備える必要性が提起されました。

同様のCOVID-19の影響によるパターンは「なごみ」でもみられました。さらに「なごみ」のデータでは、子どもから大人まですべての層でＤＶ被害の来所者が減少していました。相談窓口の件数は増加していたことから、外部とのつながりが難しく、一人で抱え込んで来所をためらっている現状が推察されました。このことは、日本では性暴力だけでなくＤＶ対応についても不十分であることを示しています。

パンデミックではソーシャルディスタンスが基本となり、急性期対応の中心となる医療的支援の

＊9　Medical Forensic Exam

場は稼働している病院が中心となります。「なごみ」も拠点となる病院で支援を継続していました。日本では、病院拠点型ワンストップ支援センターの数は9か所しかありませんし、すべてのセンターで24時間支援が得られるわけではありません[11]。性暴力被害に特化した包括的ケアが受けられるワンストップ支援センターの拡充だけでなく、救命救急センターを有するいずれの病院でも、少なくとも急性期対応ができる体制を整備する必要があります。

さらに、パンデミックでは性暴力被害者支援における感染対策は大きな課題です。インターネットの活用についてあらかじめ準備をすることは支援の継続につながります。詳細な感染対策に加え、支援継続のための対策を状況に合わせて選択できるように、具体的にマニュアルに示すことが必要になります。

●災害・パンデミック後

災害・パンデミック後の性暴力対応、ＰＴＳＤを含めたこころのケアの予防・治療・回復に向けた包括的支援を提供します。並行して、医療、司法、行政、生活支援につなぐことは、さらなる性暴力被害予防につながります。

災害後は、ある程度生存が可能になった頃から、災害時からのＤＶ、性暴力、虐待が表面化してきます。それは、数ヶ月後から数年にわたるものとなり、長期的な視野での支援の必要性を示唆しています。経済的問題、住宅問題、雇用問題のストレスが犯罪のリスクとなりますが、住宅問題は性暴力被害と直結しているといえます[12]。

COVID-19のパンデミックで浮上してきた課題は、ＳＮＳによる若者の性被害です。まだ蓄積したデータがなく効果的な介入は具体的になっていませんが、喫緊の課題といえます。

＊

２０２１年、全米性暴力リソースセンター（ＮＳＶＲＣ）[*10]は、２００８年に作成した災害時の性暴力対応マニュアルをアップデートしました。このマニュアルでは、COVID-19の影響は、性暴力・ＤＶの増加だけでなく、差別により被害の影響に格差があることを指摘しています。ソーシャルインクルージョンの課題も取り上げ、配慮しています。日本でも、性暴力に対する取り組みが国の重点課題になっているこの機会に、性暴力について社会的認知を広げ、日本の状況に合った災害・パンデミックの性暴力対策やマニュアルづくりが進むことを期待し、自らも積極的に取り組みたいと考えています。

〈引用文献〉

1　鈴木由美ほか：災害が女性に対する暴力にもたらす影響、国際医療福祉大学学会誌、26（2）：50～67、２０２１．

2　東日本大震災女性支援ネットワーク：東日本大震災「災害・復興時における女性と子どもへの暴力」に関する調査報告書、東日本大震災女性支援ネットワーク・調査チーム報告書Ⅱ、２０１５．

＊10　National Sexual Violence Resource Center

3 Rezaeian, M.：The association between natural disasters and violence: A systematic review of the literature and a call for more epidemiological studies, J Res Med Sci, 18 (12) : 1103-1107, 2013.

4 Klein, A.：Sexual Violence in Disasters: A planning guide for prevention and response, National Sexual Violence Resource Center, 2008.

5 Munro-Kramer, M.L. et al.：Accessing healthcare services during the COVID-19 pandemic: The plight of sexual assault survivors, J Forensic Nurs, 17 (2) : 93-97, 2021.

6 長江美代子：ワンストップ支援センター「なごみ」の取り組みから、地域保健、50（5）：36〜41、２０１９.

7 内閣府犯罪被害者等施策推進室：性犯罪・性暴力被害者のためのワンストップ支援センター開設・運営の手引〜地域における性犯罪・性暴力被害者支援の一層の充実のために、内閣府、２０１１.

8 世界保健機関（ＷＨＯ）：心理的応急処置（サイコロジカル・ファーストエイド：ＰＦＡ）フィールド・ガイド、２０１１.

9 Ciancone, A.C. et al.：Sexual Assault Nurse Examiner programs in the United States, Ann Emerg Med, 35 (4) : 353-357, 2000

10 Smith, K. et al.：Sexual Assault Response Team: overcoming obstacles to program development, J Emerg Nurs, 24 (4) : 365-367, 1998.

11 内閣府男女共同参画局男女間暴力対策課：内閣府における性犯罪・性暴力被害者支援について、犯罪被害者支援弁護士制度検討会（第3回）、２０２０.

12 National Sexual Violence Resource Center：Sexual Violence in Disasters: A planning guide for prevention and response, NSVRC, 2021.

医療従事者だからできること、医療従事者に期待すること

――災害時の性暴力を撲滅するために

中野 宏美
なかの・ひろみ◉特定非営利活動（ＮＰＯ）法人しあわせなみだ 理事長

加害者は支援者や被災者の困難につけ込む

私は、都内の公的機関で、社会福祉士・精神保健福祉士として従事しながら、性暴力撲滅に向けた啓発活動を手がける、特定非営利活動法人しあわせなみだ[*1]の理事長をしています。

２０１８年７月の西日本豪雨発生時、私が勤務していた部署の保健師が、要請に基づき、被災地に派遣されました。被災地での医療ニーズの切実さを実感するとともに、そこにかかわる皆さんが経験するであろう困難も想像しました。

人命救助が最優先の現場では、命に別状はない人びとへのきめ細やかなケアは、難しくなります。潜在化したニーズをくみ取るだけの時間や資源の余裕はもちづらいでしょう。初対面の人びとによるチームが、スムーズな連携に至るまでには、時間がかかります。

＊1　http://shiawasenamida.org/

性暴力の加害者は、こうした支援者や被災者の困難につけ込み、犯行に及びます。しあわせなみだでは、2011年3月に起きた東日本大震災の際、他団体との連携によるプロジェクト[1]を立ち上げ、被災地の性暴力撲滅啓発活動に取り組みました。また2016年4月に発生した熊本地震後も、情報発信を行い、イベントを開催しました。こうした実践を踏まえつつ、皆さんと同じエッセンシャルワーカーの立場から、災害時の性暴力撲滅に向けて考えていきたいことを紹介します。

以下では、災害時の性暴力を撲滅するために、医療従事者の皆さんに期待することを、「平時」と「災害時」に分けて考えてみました。

平時の取り組みが災害時に生きる

「平時」については、「緩やかなつながりの継続」と「トレーニングの受講」を提案します。

緩やかなつながりの継続

性暴力を受けた後は、医療機関だけでなく、福祉、司法、職場や学校等、多機関・多職種とのかかわりが必要となります[2]。日頃からの、地域の社会資源との「緩やかなつながり」が、「弱い紐帯の強み」[*2]となり、平時、そして災害時における、性暴力被害者への対応に生かされます。

＊2　「価値ある情報の伝達には、弱いネットワークが重要である」という、社会学者マーク・グラノヴェッターによる理論。

自身が所属している医療機関の範囲を超えた治療や対応ができないのは当然のことです。ただ、そこで「これ以上の対応はできない」で終わってしまえば、その人がケアにつながる可能性は極めて低くなります。

産婦人科、精神科といった専門科の案内のほか、現在、性暴力被害にあわれた方に必要な支援を1か所でまとめて受けることができる「性犯罪・性暴力被害者のためのワンストップ支援センター」が、全47都道府県に設置されています[*3]。パンフレットを常備し、性暴力被害を経験した可能性がある方に渡すだけでも、印象は大きく変わります。

トレーニングの受講

1990年代以降、人道支援の現場における性暴力の事例が複数報告され、OECD(経済協力開発機構)は、性的搾取を止めるための勧告を採択、日本を含む加盟国に取り組みを求めています[3]。日本でも災害時、そして平時においても、医療従事者をはじめとする支援者やボランティアによる性加害が報告されています[*4]。

災害支援に携わる可能性のある医療従事者の皆さんには、平時から性暴力被害者への理解を深めるトレーニングプログラムを受講していることが期待されます。医療従事者を対象としたトレーニングプログラムを表にまとめました。

＊3　同センターの一覧はこちら　http://www.gender.go.jp/policy/no_violence/avjk/pdf/one_stop.pdf

＊4　平時で強制わいせつや児童買春・児童ポルノ法で行政処分の対象となった医師・歯科医師は、2019年は5名、2021年は2名、2022年は1月時点で2名である[4]。災害時では、東日本大震災時に、震災支援者・ボランティアによる性加害が6件報告されている[5]。また熊本地震時のボランティアによる性加害は、民事訴訟で被害認定された[6]。

災害時だからこそ「医療従事者」の立場が生かされる

「災害時」については、「医療従事者だからこそできる環境整備」と「自分を大切にする姿勢を示す」ことを提案します。

医療従事者だからこそできる環境整備

住民にとって医療従事者は、非常に頼れる存在です。「白衣高血圧」という言葉もあるように、医療従事者に一定の権威・権力を感じる人もいます。「他の人の言うことはきかなくても、医療従事者の指示には従う」人もいます。

この立場を利用し、性暴力撲滅に不可欠な要素についてアドバイスを行い、実践することを期待します。例えば「避難所への間仕切りの設置」「トイレや授乳室等を、性別・多目的に分け、プライバシー

表　性暴力被害者への理解を深めるトレーニングプログラム

団体名	プログラム	内 容
女性の安全と健康のための支援教育センター[a]	SANEコース：性暴力対応看護師養成講座	カナダ・ブリティッシュコロンビア州で実施されているSexual Assault Nurse Examiner教育プログラムを基にした、40時間のカリキュラム
チャイルドファーストジャパン[b]	虐待被害児診察技術研修	系統的全身診察による虐待の総合的評価、診察による二次加害防止を学ぶ1日型/2日型研修
日本福祉大学[c]	性暴力被害者支援看護職（SANE）養成プログラム	DVや性暴力被害者に、全人的・包括的なケアを提供するために必要な基本的知識とクリティカルシンキング能力を習得する、23科目64時間のカリキュラム

a：https://shienkyo.com　b：https://cfj.childfirst.or.jp
c：https://www.n-fukushi.ac.jp/news/19/191219/19121901.html

が守られるスペースを確保」「性暴力被害に関する相談先の掲示」といったことは、性暴力撲滅の観点から極めて重要です。一方で、「対応に疲弊している避難所運営者に、配慮の重要性や環境改善の意義を伝えることは、非常に困難[7]」であり、「こんなときに不安を煽るな」「やめるべきだ」といった、抗議の声が寄せられることもあります[8]。

災害支援にかかわる人には「性暴力のリスクを減らす義務があるとされて」おり[9]、「安全に過ごせるスペースを確保すること」は、「女性や子どもへの暴力のリスクが存在する現状では、生存権や安全に暮らす権利をまもるために必要不可欠な対応[5]」です。内閣府のガイドライン[10]等も活用し、避難者の安全・安心を最優先に考えた働きかけを行ってください。

自分で自分を大切にする姿勢を示す

医療従事者をはじめとする災害ボランティアが、被災地で性暴力被害を経験することがあります[*5]。災害時は、「街灯がつかず、がれきが残り、死角が多い」「見知らぬ他人同士が、共同生活を送る」といった平時とは異なる環境が性暴力のリスクを高めることも明らかにされつつあります[11]。被災地支援に携わる医療従事者はこのことを理解し、「単独行動をとらない」等、率先して自らを守る行為を実践してください。

被災者は、「命が助かったのだから」「皆が大変な思いをしているのだから」と、様々なことを我慢し、自分をないがしろにしがちです。一方、災害支援は、平時とは異なる「場所」「状況」の中で、「共

＊5　東日本大震災では、「震災対応をしている同僚、支援している相手など」からの性暴力被害が5件報告されている[5]。

感疲労」を伴います[12]。医療従事者自身が、安全安心を第一に行動する姿は、被災者に「自分を守っていい」というメッセージを伝えることにもなります。

性暴力被害者とともに生きる社会へ

性暴力被害当事者からも、医療従事者への期待の声が多く寄せられています。[*6] 医療従事者による性暴力の早期発見と適切な対応は、性暴力経験者のその後の人生を大きく変えることになります。被災者にかかわる中で相手に不自然な受け答えや感情的な抵抗がみられたとき、「もしかすると、目の前の人は、性暴力被害を経験しているかもしれない」と想像することで、その後の言葉かけや対応が変わってくるのではないでしょうか。「性暴力の経験を話していい」ことがわかり、告白が受容されることは、回復を力強く支えるものとなります。

平時にできていないことは、緊急時にはもっとできません[7]。平時から、性暴力をなくす取り組みが徹底されることで、災害時の取り組みが主流化されるよう、ともに実践を積み重ねていきましょう。

〈引用文献〉

1　震災後の女性・子ども応援プロジェクト．http://ssv311.blogspot.com/
2　楠本裕紀：性暴力被害者への医学的対応と医師の役割．性暴力被害者の医療的支援 リプロダクティブ・ヘル

＊6　一般社団法人Springが性暴力被害当事者に実施したアンケートでは、「被害を人に相談したり、警察に届けだしやすい社会になるための要件」として「警察・司法・医療の現場で性暴力に対する研修が進み、被害者の人権が守られる社会になること」「精神医療と司法の接続が緊密になり、それが周知されれば「警察に相談はハードルが高いけれど、医療者になら話せる」という人の助けになるのではないでしょうか」等の声が寄せられている[13]。

ス&ライツの回復に向けて（性暴力救援センター・大阪SACHICO編）、信山社、２０１８.
3 CHS Alliance：PSEAH 性的搾取・虐待・ハラスメントからの保護実践ハンドブック、２０２０.
https://www.japanplatform.org/PSEAH-Handbook.pdf
4 厚生労働省：医道審議会（医道分科会）議事要旨. https://www.mhlw.go.jp/stf/shingi/shingi-idou_127786.html
5 東日本大震災女性支援ネットワーク：東日本大震災「災害・復興時における女性と子どもへの暴力」に関する調査報告書、東日本大震災女性支援ネットワーク・調査チーム報告書Ⅱ、２０１５.
http://risetogetherjp.org/?p=4879
6 国崎万智：避難所 性被害の闇、西日本新聞、２０１８年3月29日朝刊.
https://www.nishinippon.co.jp/item/n/404493/
7 田中美帆：災害を振り返って—非常時に拡大する男女共同参画の課題、月刊福祉、２０２１年11月号.
8 藤井宥貴子：被災現場に届いた全国の女性たちの声、女性展望、７０４号、２０２０.
9 池田恵子：海外に学ぶこれからの課題、女性展望、７０４号、２０２０.
10 内閣府男女共同参画局：災害対応力を強化する女性の視点～男女共同参画の視点からの防災・復興ガイドライン、２０２０. https://www.gender.go.jp/policy/saigai/fukkou/guideline.html
11 中野宏美：災害時の性暴力とは—見えないリスクを可視化する、日本自治体危機管理学会誌、18：１４７～１６３、２０１６.
12 高橋 晶：支援者のメンタルヘルスケア、月刊福祉、２０２２年3月号.
13 一般社団法人Spring：性被害の実態調査アンケート、２０２０.
http://spring-voice.org/news/200809survey_report

スフィア基準を取り入れた避難所づくり

原田 奈穂子　岡山大学大学院ヘルスシステム統合科学研究科看護科学 教授

スフィア基準とは

スフィア基準は平成28（2016）年に内閣府が公開した避難所運営ガイドラインに「避難所の質を向上させるために参考にすべき資料」と紹介されており、災害への対応や支援、特に避難所等の被災後の居住地に関する対応や支援をする人には必携の資料です。ここでは特に避難所についてご紹介しますが、スフィア基準は避難所のことだけが書かれているわけではなく、災害時に支援者が守るべき倫理的原則や、持続可能で質の高い支援を行うための個人と組織が取り組むべきプロセスなど、災害支援の分野にかかわらずすべての支援者が知っておいたほうがよい多くの事柄が記載されています。

「スフィアハンドブック」とは

「スフィアハンドブック」はスフィア基準が書かれている400ページもある書籍です。現在は30か国語以上に訳され、無料でダウンロードができるようになっています[1]。

ハンドブックは基本的な事柄が書かれた4つの章（スフィアとは／人道憲章／権利保護の原則／人道支援の必須基準）と技術的な事柄が書かれた4つの章（給水、衛生および衛生促進／食料安全保障および栄養／避難所および避難先の居住地／保健医療）から成り立っています。「女性」という言葉は160回、「少女」という言葉は62回用いられています。一方で「障がい」という言葉は158回用いられていることを踏まえると、スフィア基準は「女性」について「障がいのある人」と同じくらい重視して扱っていることがうかがえます。

避難所における女性による災害対応

避難所の運営における男女共同参画については、内閣府が様々な現状調査や資料を公開していますし、2020年5月には男女共同参画局から「災害対応力を強化する女性の視点～男女共同参画の視点からの防災・復興ガイドライン」[2]が発刊され、避難所運営における女性の参加や、具体的な事項のチェックシートが公開されました。これら多くの資料はスフィア基準が求めている配慮と呼応しています。ここでは、これらのガイドラインでは触れられていない視点での、女性による災害対応の項目をご紹介したいと思います。

●女性だけでなく、セクシャルマイノリティや子どもも参画する災害対応を

多くの場合、女性は災害時に弱者になるというリスク要因ととらえられることが多いのですが、スフィアでは災害は「ジェンダーに根差した差別問題が取り上げられ、女性、少女、少年、男性などの人びとの能力と社会的地位の向上につながる機会」であると述べられています。ですので、国際的な災害対応・支援の考え方では、「女性」が参加することを促進するのはすでに時代遅れであり、「LGBTQI」と表現されるセクシャルマイノリティや子どもも参画する災害対応をめざすべきである、と示唆しています。

●女性が世帯主の家族への対応

避難所と避難先の居住地についての章では、女性が世帯主の家族は男性が世帯主の場合とは異なるニーズがあり、それらに対応することが求められています。離婚、親密なパートナーによる暴力、その他の形態の家庭内暴力、夫との死別などにより、女性は避難先から退去を強いられる状況に追い込まれやすいことも言及されています。

私たち看護職は、病院臨床であれば、これらの点はMSW等にお任せすることが多いのですが、災害時には社会福祉的支援は手薄になりますし、災害時の福祉支援は少し後の時期に入ってくることもあるので、早い時期からかかわる看護職が行政や他の関連機関と調整をしながら彼女らのサポートにかかわる重要性がうかがえます。

●女性トイレにおける配慮

そのほかにもスフィア基準は具体的なアドバイスを示しています。トイレは女性用を男性用よりも多く設置することをスフィアは推奨しています。これは一人当たりの使用時間が女性のほうが長いこと、また子どもの排泄に付き添うのは伝統的に女親が多いため、総使用人数が多く、使用時間が長いことに基づいています。前述の男女共同参画局のガイドライン[2]内のチェックシートにはおりものシートが備品に入っているかの項目がありましたが、「スフィアハンドブック」にはありません。いわゆる先進国で女性の衛生管理が発展しているからこその項目だと考えます。スフィア基準は世界中のあらゆる災害事象で使われることを想定しているので、日本でそのまま適応しなくてもよい事柄があることも興味深い点です。

＊

「スフィアハンドブック」ではこのほか、洗濯・洗い場と入浴施設、妊婦と授乳中の女性への補助栄養の配慮、また2018年度版からは世界的な高齢化を受けて失禁に関する衛生用品の管理についても言及しています。私は生活にかかわる看護はスフィア基準のすべての技術的な章の項目に関連していると考えています。ぜひ「スフィアハンドブック」に興味をもっていただき、ダウンロードしてご自分の興味のある単語で語句を検索してみてください。きっと新しい災害支援へのヒントがみつかるはずです。

〈引用文献〉

1 スフィアハンドブック—人道憲章と人道支援における最低基準 2018年第4版（日本語版2019年第4版）、Sphere Association、2019.
https://jqan.info/sphere_handbook_2018/

2 内閣府男女共同参画局：災害対応力を強化する女性の視点～男女共同参画の視点からの防災・復興ガイドライン、2020.
https://www.gender.go.jp/policy/saigai/fukkou/guideline.html

被災状況下でも、なぜ人は性的加害を行うのか

草柳 和之

くさやなぎ・かずゆき◉大東文化大学非常勤講師・メンタルサービスセンター[*1]代表／カウンセラー

阪神・淡路大震災、東日本大震災、熊本地震のような大規模災害の際、避難所や仮設住宅などで、顔見知りの男性から女性への性暴力が起こりました。

・ボランティアを称する男からつきまとわれ、体を触られた。
・被害者の言葉「仮設住宅にいる男の人もだんだんおかしくなって、女の人をつかまえて暗い所に連れて行って裸にした。周りの女性も『若いから仕方ないね』と見て見ぬふりをして助けてくれない。」
・段ボールで仕切ったスペースで容姿を撮影された。
・授乳するところをジッと見られた。
・避難所に来ていた看護師の女性が、血圧測定の際に胸を触られた。

＊1　メンタルサービスセンター：トラウマケアを中心とした心理相談、カウンセリング等を提供している。
http://www5e.biglobe.ne.jp/~m-s-c

このように、緊急避難時の混乱状況を「上手に活用した」多様な性暴力を行使する男性がいたことは、実に驚くべきことです。加害者は親切を装い相手に近づき、自分の立場を利用して相手に優遇措置を与える見返りとして性的関係を求め、相手が拒むと「避難所にいられなくしてやる」と脅迫するという対価型性暴力も起こりましたが、ここには職場による上司からの対価型セクハラと共通の手順がみられます。

一方、災害時、自分も被災者であるにもかかわらず性的加害を行う、あるいは被災者救援のために現地に入るという「善意ある人間」にもかかわらず性的加害を行う、というのは考えてみれば奇妙です。本稿では「加害問題」をどう適切に考えるかについて、扱っていきます。

暴力の性質

筆者はDV被害者支援に携わると同時に、日本でいち早くDV加害者更生プログラムの実践と研究を推し進めてきました。また、性暴力被害・加害のカウンセリングにも力を尽くしてきました。その経験から、加害者の闇は本当に深い、人間の実にイヤな側面を集約しているように思えます。暴力の性質を考えるために、次のキーワードを提示しましょう。

①目的・意図――(何らかの強制力により)服従させる、言うことをきかせる、コントロールする。

要するに「思うどおりにならないと許さない」という姿勢です。

②手段――身体的暴力、精神的暴力、性的暴力など

よく「これは暴力にあたるか、あたらないか」に関心が向けられますが、それは適切ではありません。背景にある「服従・コントロール」の意図が潜んでいる点が問題なのです。

以上はDV、セクハラ等の性暴力、子ども虐待、いじめなどすべての分野の暴力に共通しています。

加害者の自己防衛

まずは、すべての分野の加害者に共通な自己防衛的姿勢を知っておく必要があります。

●軽視する――「触っても減るものではない」「いたずらのつもり」等と事態を矮小化する。

●正当化、責任転嫁――「かわいかったから」「挑発的な服装をしていたから」「気が弱そうに見えたから」「今回発覚したのは、運が悪かったから」「女にはレイプ願望がある」「(現実的根拠なく)彼女の表情から、自分に好意があると思った」など、相手の責任や落ち度、周囲の状況に注目する思考様式。

●言い訳をする――「出来心だった」「いたずらのつもりだった」「虫の居所が悪かった」「仕事の

ストレスが強かったから」など。

●一般化する――「昔からあるもの」「男はみな性欲があるから、ちょっとしたはずみでヤリたくなる」など、自分の行為は広く存在していて重大なことでないと主張する。

これらすべての認知・思考・言動は、性暴力加害を続けるために都合のよい認知であり、自己防衛的認知です。

さらに、これら歪んだ認知は「相手のことはどうでもいい」との前提で成り立っていることに注目する必要があります。すなわち、性暴力被害者が女性である場合、「女性をどれほどゾンザイに扱っても構わない」という前提ですから、女性蔑視の価値観の現れでもあります。女性であること（被害が男性である場合、男性であること）を否定し、ないがしろにする言動です。

「加害者がいかなるつもりで言ったか、したか」の言い分を聞く場合、それらは極めて表層的理解であり、自身に都合のよい理由づけであるため、注意が肝要です。加害者は巧みに誘導し、被害者を手なずけ（「グルーミング」と称する）、被害者の抵抗力を減じるようなスキルを駆使しているので、そのときの状況、文脈、被害側の体験世界に沿って、我々は理解する必要があります。

性暴力被害体験の理解から、性暴力加害の理解へ

最も重要な前提は「性的侵害行為などの加害は、自らの選択」ということです。何事もそうですが、「性暴力は、加害者自身が必要だから、やる」のです。では、いかなる必要性によるのでしょうか。人間は、基本的に共感し、支え合い、協力し合う関係を求める社会的存在であり、それなしに生きていくことができません。一方、人間は他者に対して自分に都合のよい側面のみを見がちであり、他者を自分の利益のために利用し、一定限度以上を超えた他者の痛みの理解から逃避する、という側面もあります。

性虐待やレイプ等の性的侵害を受けた被害者の多くは、「心と体が真っ黒に汚れてしまった」と語るように、計り知れないほど深い苦しみを語ります。それは、身体的に殴打され、刃物で刺され重傷を負う、という生命の危険にさらされる事態とは異質の危機のように思えます。また、性虐待やレイプを受けている際に、「自分が被害を受けている光景を真上から見ている」かのような体験をする、性的侵害行為をされている際の記憶がない、感情が感じられない等が性被害者の身に起こることが知られています。これらは解離症状と呼ばれますが、受け止めきれないほどの苦痛から自らを守ろうとする防衛的反応と考えられます。

性的侵害行為は、それを正視できないほどの「恐怖」を喚起させます。児童養護施設・保育園・学校などで、スタッフ・教職員から性的侵害事件が起こった際、決まって管理者が語るのは、「勤務態

度がまじめで、そんなことをする人間とは思えなかった」という言説です。父親から娘へ性虐待が起こったとき、母親は娘からの訴えを無視したり、嘘と断定することもまれではありません。すなわち、性的侵害行為は殺人とは別種の、耐え難いほど「あってはならない」「あり得ない」「心に受け入れられない」ことなのです。

加害者は深いところで、それを感じ取っていると考えられる節があります。例えば、性虐待加害者は「お母さんが悲しむから言うな」、施設での性暴力加害者は「このことを言ったら、ひどいことになるぞ」、職場での性暴力加害者は「バラしたら、ここで働けないようにしてやる」などと、被害者を脅して口をつぐむよう仕向けます。これは事が発覚したら、失職や刑事罰等の不利益を受けることを知っているだけでなく、被害者や周囲の人々に、受け入れ難いほどの苦痛や恐怖を呼び起こす、と肌感覚で知っているからと思われます。

加害者は性的侵害を行う目的のために都合のよい感覚は働かせると同時に、不都合な側面には無感覚になっている、だからこそ、このような残酷なことができるといえます。「人間は自ら残酷なことをするのは耐え難く、避けたい」と、本能的にセットされています。戦場に送り込まれた兵士が、上官から敵を殺傷するよう命令され、実行したことによってPTSDを発症するという事実は、それを裏づけています。

それでは、加害者がそこまでして性的侵害行為をする必要性があるとすれば、それは何かということになります。

性暴力加害を起こすメカニズム

筆者は、性虐待被害者のカウンセリングで被害体験が語られる際、時にゾッとするような身体感覚とともに、何か存在の淵をのぞき込むような、根底を揺るがされる感覚に陥ることがあります。それほど人間を凌辱し屈辱と恐怖を与えるだけの必然性とは何か、を問うとき、その被害者の苦しみの深さと、加害者が性的侵害を追求する際の偏執的一面性とのギャップに、呆然とする感があります。

加害者の精神の根底には、必ず無力感・悲しみ・絶望・自己否定があります。震災の場合、自らの命の危険にさらされ、身近な人が行方不明や死亡、住まいや地域がメチャクチャに倒壊し、平穏な生活が奪われ、容易にそれが戻らないか永久的に失われた、そのようなとき、人間はなんとか協力して乗り越えようという機運が生まれることがあります。阪神・淡路大震災の際、それまで没交渉だった、在日コリアン地域の人々と日本人が街を復興しようと互いに協力する動きが生まれたのは、その例でしょう。人間が「無力感・悲しみ・絶望・自己否定」に陥った際、生きるために共感し、支え合い、協力し合う関係を志向し、尊厳の回復と、よりよい生き方を実現するのは、健康なあり方です。

しかし、人間が「無力感・悲しみ・絶望・自己否定」に陥った際、不健康な志向により、いわば偽りの回復を実現する、そのような選択をする人々も存在します。それはアディクション(嗜癖《しへき》)という生き方です。嗜癖とは、健康を損ない、人間関係を破壊するなどの害があるとわかっても、のめり込む不健康な行動習慣を指します。「わかっちゃいるけど、やめられない」――依存症とほぼ同義です。

嗜癖の代表はアルコール嗜癖（いわゆるアル中）です。これは、本人が「日頃のウサを晴らして酒浸りになる」等の一般通念とは異なります。本人の内面にある「無力感・悲しみ・絶望・自己否定」の感覚を麻痺させるためにハイになり、誇大な自己に浸るために酒を必要とし、止められなくなる、というメカニズムが知られています。また、嗜癖行動継続のために都合のよい認知の歪みを有する、嗜癖行動は次第にエスカレートする等の特徴があります。薬物依存・摂食障害等、物質を取り入れる嗜癖を物質嗜癖と呼びます。ギャンブル等の行為にのめり込む嗜癖も同じメカニズムで、これを行為嗜癖と呼びます。暴力は人間関係に嗜癖する一群に相当します（**表**）。

ただ、誤解していただきたくないのは、あくまで「性暴力加害に嗜癖の側面がある」ということであり、「性暴力加害をすべて嗜癖として説明できる」とは異なるという点です。例えば、性暴力加害は性差別と密接に関連しています。

被災地在住の性暴力加害者は確かに被災者ではありますが、惨憺たる状況に対して、建設的・健康的な方向で自身の精神的バランスをとろうと志向する、すなわち「同じ被災者同士、尊重し大切にしあう」とは正反対を志向する存在

表　嗜癖の分類

物質嗜癖	アルコール、薬物、食べ物、喫煙
行為嗜癖	ギャンブル、買い物、仕事、宗教
人間関係嗜癖	暴力、恋愛、虐待

です。すなわち、加害者は相手を蹂躙し、性的に搾取することによって、「内的な無力感から有力感を取り戻そう」「女性を性的に圧倒することにより、内側の自己否定から男性としての価値の感覚を取り戻そう」とする《偽りの回復努力》をしているのです。このような回復努力は、真の価値の感覚を取り戻せるわけもなく、無力感から真に脱することもないため、行為は果てしなく繰り返され、嗜癖化するのです。支援者による性暴力の場合、善意を隠れ蓑にして当初からその目的で現地入りしたと考えられます。注意すべきは「被災地での性暴力は、加害者の性欲の問題ではない」点です。

先程『「人間は自ら残酷なことをするのは耐え難く、避けたい』と、本能的にセットされ」ていると述べ、性暴力被害者の想像を絶するほどの深い苦しみにも触れましたが、加害者は相手にそれほどの苦しみを与えたことを感じ取ろうとしません。なぜなら、それほど取り返し不能の所業をしたことを直視したならば、強烈な自己否定によって自分を保つことすらできなくなるからです。それゆえ、被害体験に無感覚になるための最大限の努力を図ります。

J・ハーマンは『心的外傷と回復』(みすず書房、１９９９〔増補版〕)で、次のように述べます。「加害者の側に立つことは楽であり、そうなってしまいがちである。(中略)加害者は、見たい、話をきたい、そして悪事に口をつぐんでいたいという万人の持つ欲望に訴える。被害者のほうは、これに対して、第三者に苦痛の重荷をいっしょに背負ってほしいという。(中略)自分の犯した罪の説明責任を逃れようとして、加害者は忘れるのに役立つものならできる限り何でもやる。」好都合なのが、性差別的価値観であり、いわゆるレイプ神話であり、社会に普遍的に蔓延する歪んだ認知(いわば「社会的否認」)、いわば偏見によって、強固な自己防衛を図るのです。「若いから仕方ないね」「男はみな性欲があるから、何かのはずみでヤリたくなる」等、女性を見下した言説は性暴力の二次加害であり、性的侵害を隠蔽し、加害者を有力化します。また上記の言説は、被害者をあきらめさせる意図が隠された二次被害であり、落胆させ、他者からの援助を受けにくくさせ、被害者を無力化します。

以上のように、加害者は性暴力を利用して、嗜癖のメカニズムにより偽りの内的回復を図り、同時に、性暴力に対する偏見や女性差別的価値観により、性暴力が覆い隠され、社会全体から応援され、安心して相手を傷つけられ、加害を続けるのです。

*

加害問題の本質を知ることは、我々を実に暗澹とした気分にさせます。本稿の内容を、反射的に拒否したくなる読者もいることでしょう。しかし、「いつまでこのような愚かなことを続けたいのか、そして目を背けていたいのか?」と、我々は自らに問うべきでしょう。我々は「自分に都合の悪いことを、ごまかしても平気」という事件報道での言動の多さに、ウンザリしていないでしょうか?「自分に都合の悪いことであっても、認めよう」そして「物事をよりよい方向に、改善しよう」という成熟した姿勢、それを共有する成熟した社会をめざしたいと思うのです。「真実を知る痛みを伴っても、そのように皆で努力したほうが、住みよい社会となる」——筆者はそのように思うのです。

Column 刑法性犯罪規定の改正

編集部

110年ぶりに刑法性犯罪規定が大幅改正に

2017年7月、刑法性犯罪規定が110年ぶりに大幅に改正され、施行されました。前の刑法ができたのは明治40（1907）年。当時は富国強兵政策がとられていた時代です。国家統制のため民法で「家制度」が規定されていました。家族は家長である男性の所有物とみなされ、妻は夫に対する服従義務がありました。性犯罪に関しては家の「血統」を守るため、刑法では妻だけに厳格な貞操義務が課せられていました。姦通罪で罰せられるのは妻だけで、夫が姦通しても処罰されず、妻からは離婚もできないなど、厳格な男尊女卑社会でした。

この当時、男尊女卑的価値観は程度の差はあれ世界各国でもみられましたが、時代の変化とともに各国が男女平等の価値観へと変わっていく中で、日本では家制度が廃止された後も家父長的考え方が残り、明治時代にできた刑法がほぼ同じ形のまま存続していました。途中でいくつかの細かい改正はありましたが、時代に即した、先進国にふさわしい性犯罪規定の改正へと舵を切るまでに実に110年もの年月がかかったのです。

2017年改正の主な点は以下のとおりです。

- 強姦罪が「強制性交等罪」となった。またそれまでは強制わいせつ罪だった肛門・口腔性交の強要も強制性交等罪となり、被害者の性別を問わなくなった。
- 強制性交等罪の法定刑が5年以上となった（それまでは3年）。
- 監護者性交等罪が新設された。
- 性犯罪すべてが非親告罪になった（それまでは強姦罪や強制わいせつ罪は親告罪［被害者の告訴が必要］だった）。

2017年改正で見送られた項目

一方、改正が見送られた項目もあります。例えば性交同意年齢の引き上げ（現行法では13歳以上）、暴行・脅迫要件、抗拒不能（抵抗が著しく困難な状態）・心神喪失要件、地位・関係性を利用した性犯罪や

刑法性犯罪規定の改正

編集部

配偶者間の性行為強要に関する処罰規定、グルーミング行為（性交・わいせつ行為を目的に若者を懐柔する行為）に係る罪の新設、性犯罪の公訴時効の廃止または停止などです。

このうち、阪神・淡路大震災や東日本大震災でみられた地位関係性を利用した性犯罪について、もう少し詳しく紹介します。

●地位・関係性を利用した性犯罪

令和2（2020）年に内閣府が行った「男女間における暴力に関する調査」[1]では、強制性交の加害者のうちの88・9％が被害者の顔見知り（配偶者、親族、交際相手、職場・学校関係者等）であったことが示されています。

2017年改正では監護者性交等罪が新設されましたが、18歳未満の者に対して監護者（親権をもつ者など）としての影響力があることに乗じて行った場合と規定され、雇用関係、教職員、公務員、スポーツのコーチなど、その立場や関係性を悪用して相手が反抗できない状況に追い込み、性的行為に及んだ場合等の規定は見送りになりました。

一方、他国では地位・関係性規定がある国も多いです。雇用者と非雇用者、医療関係者と患者、障害者施設の保護観察者と入所者、教師と生徒、宗教関係者と信者、受刑者と監護者、スポーツ選手とコーチなど、要件が細かく規定されている国もあります。

阪神・淡路大震災や東日本大震災時には、避難所や地域等でリーダー的立場にある人や顔見知りの人、また親戚や知人宅などの避難先で、立場を利用してなんらかの便宜をはかる見返りに性行為を迫るケースがみられました。自然災害が多発するわが国においては、避難所等での地位・関係性を利用した性犯罪が起こり得ることを念頭におき、あらかじめ対策をとるとともに、処罰規定の拡大を検討する必要があるでしょう。

次回改正に向けた法制審議会「試案」

2017年改正の内容は不十分で、被害の実態にあっていないと、被害者支援団体が働きかけた結果、2017年改正刑法には施行3年後の見直し規定の附則が盛り込まれました。その後、法務省の検討会や法制審議会で検討が重ねられ、２０２２年10月、性犯罪に関する刑法改正に向けた法制審議会の試案が公表されました。

主な点は以下のとおりです。

- 性交同意年齢を13歳未満から16歳未満に引き上げる。ただし、13歳以上16歳未満との性的行為への処罰は、加害者が被害者より5歳以上年上の場合に限定。
- 性犯罪の公訴時効を原則5年延長。
- 強制性交等罪や強制わいせつ罪などの公訴時効を5年延長。ただし被害者が18歳未満の場合は、18歳に達するまでの期間を公訴時効に加算。
- 強制性交等罪の成立要件の明確化（暴行・脅迫がなくても、「アルコールや薬物を摂取させる」などの加害者の行為や、「拒絶するいとまがない」「心身に障害がある」などの具体的行為により、被害者を拒絶困難にさせて性的行為に及ぶ、など）。
- 性的な目的で子どもを手なずけ、心理的にコントロールする「グルーミング」に対する罪の新設。
- 性的な画像や動画を盗撮する罪の新設。

この試案に対して、被害者支援団体などは、暴行や脅迫以外の行為も強制性交などの罪の構成要件として追加されたことは評価できるとしながらも、「性的同意」がなければ罪に問えるような法改正を、と求めています。しかし、性的同意がないことだけで処罰できるとなると、有罪の証明が困難になること、また多くの冤罪を生みかねないことなど、慎重な意見もあります。

法制審議会の今後の動向に注目していきたいと思います。

〈引用文献〉

1　内閣府男女共同参画局：男女間における暴力に関する調査，２０２０．https://www.gender.go.jp/policy/no_violence/e-vaw/chousa/h11_top.html

「Nursing Today ブックレット」の発刊にあたって

日々膨大な量の情報に曝されている私たちにとって、一体何が重要でどれが正しく適切なのかを見極めることがますます難しくなってきています。

そこで弊社では、看護やケアをめぐりいま社会で何が起きつつあるのか、各編集者のさまざまな問題意識（＝テーマ）を幅広くかつ簡潔に発信していく新しい媒体、「Nursing Today ブックレット」を企画しました。

あえてウェブでもなく、雑誌でもなく、ワンテーマだけの解説を小冊子にまとめる手段を通して、医療と社会の間に広がる多様な課題について読者の皆さまと情報を共有し、ともに考えていくための新たな視点を提案していきます。　（二〇一九年六月）

●

本書についてのご意見・ご感想、著者へのメッセージ、「Nursing Today ブックレット」で取り上げてほしいテーマなどを編集部までお寄せください。https://jnapcdc.com/BLT/m/

Nursing Today ブックレット・18

災害《さいがい》と性暴力《せいぼうりょく》
――性被害《せいひがい》をなかったことにしない、させないために。

二〇二三年一月一七日　第一版　第一刷発行　〈検印省略〉

編　集　Nursing Today《ナーシングトゥデイ》ブックレット編集部《へんしゅうぶ》
執　筆　小川《おがわ》たまか・長江美代子《ながえみよこ》・中野宏美《なかのひろみ》
原田奈穂子《はらだなほこ》・草柳和之《くさやなぎかずゆき》
発　行　株式会社 日本看護協会出版会
〒一五〇-〇〇〇一　東京都渋谷区神宮前五-八-二
日本看護協会ビル四階
〈注文・問合せ／書店窓口〉
電　話：〇四三六-二三-三二七一
ＦＡＸ：〇四三六-二三-三二七二
〈編集〉電　話：〇三-五三一九-七一七一
〈ウェブサイト〉https://www.jnapc.co.jp
デザイン　Nursing Today ブックレット編集部
印　刷　日本ハイコム株式会社

ISBN978-4-8180-2543-1